Prof. Mehdia GANDI
Prof. Zitouni BENABDELGHANI
Prof. Mohamed AMARI

Como atualizar os meus conhecimentos sobre Bionanocompostos tópicos

Prof. Mehdia GANDI
Prof. Zitouni BENABDELGHANI
Prof. Mohamed AMARI

Como atualizar os meus conhecimentos sobre Bionanocompostos tópicos

Livro para estudantes de engenharia farmacêutica

Imprint

Any brand names and product names mentioned in this book are subject to trademark, brand or patent protection and are trademarks or registered trademarks of their respective holders. The use of brand names, product names, common names, trade names, product descriptions etc. even without a particular marking in this work is in no way to be construed to mean that such names may be regarded as unrestricted in respect of trademark and brand protection legislation and could thus be used by anyone.

Cover image: www.ingimage.com

This book is a translation from the original published under ISBN 978-620-6-71218-3.

Publisher:
Sciencia Scripts
is a trademark of
Dodo Books Indian Ocean Ltd. and OmniScriptum S.R.L publishing group

120 High Road, East Finchley, London, N2 9ED, United Kingdom
Str. Armeneasca 28/1, office 1, Chisinau MD-2012, Republic of Moldova, Europe
Printed at: see last page
ISBN: 978-620-7-63647-1

Como atualizar os meus conhecimentos sobre Bionanocompostos tópicos

Por_: Professora Mehdia GANDI._

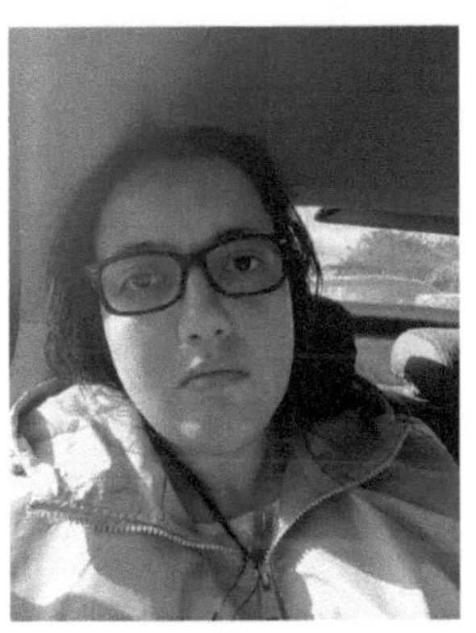

Investigador temporário na USTHB, na Faculdade de Engenharia Mecânica e de Processos e na Faculdade de Química, a trabalhar em tecnologias farmacêuticas.

Sessões de assinatura

Este livro é dedicado aos meus pais e à minha pequena, ou grande, família, e a todos os meus professores em particular.

Conteúdo

Pensos de película :

Dada a sua fácil disponibilidade, preço relativamente barato e respeito pelo ambiente, o óleo de castor foi utilizado num estudo de 2015 como uma matriz para pensos de película de cicatrização de feridas preenchidos com NPs CS-ZnO modificadas (por adição de NaOH e sonicação). Entre as análises realizadas nos pensos estão os seus :

- Morfologia (rugosidade... em suma, para efeitos de marketing).

- Estrutura (para garantir um melhor efeito terapeuta).

- Estabilidade térmica (para armazenamento seguro a temperaturas exteriores).

- Hidrofilia (absorção dos exsudados da ferida).

- Biodegradabilidade (para proteção do ambiente).

- Citocompatibilidade (citotoxicidade mínima).

- Propriedades de barreira (impermeabilização de pensos).

- Propriedades viscoelásticas (pensos que se fixam bem e não se rasgam facilmente).

- Propriedades anti-bacterianas.

Quando a concentração de NPs de CS-ZnO nanofillers aumenta ↑ numa matriz de biopansão e plastificadas por liofilização (sob vácuo):

- A hidrofilia aumenta ↑ (secagem dos exsudados da ferida).

- Maior estabilidade térmica ↑ (preservação garantida) .

- Aumento do grau de porosidade ↑ (melhor secagem da ferida).

- A taxa de transmissão do vapor de água (WVTR) aumenta (melhor hidratação da ferida). ↑ (melhor hidratação da ferida).

- A permeabilidade ao oxigénio aumenta ↑ (uma ferida bem cicatrizada) (Díez-Pascual; 2015).

Referências :

Díez-Pascual, A.M.; Díez-Vicente, A.L., (2015). Bionanocompósitos de cicatrização de feridas baseados em filmes poliméricos de óleo de mamona reforçados com nanopartículas de ZnO modificadas com quitosana, Biomac, 16, 2631-2644.

**Avanços recentes na nano-
engenharia da celulose como veículo
de ingredientes activos ou
incorporada em dispositivos médicos**

Na última década, tem havido uma procura crescente de substituição de materiais sintéticos por plataformas de origem natural, para minimizar a sua pegada indesejável na biomedicina, no ambiente e nos ecossistemas. Entre os materiais naturais, a celulose, o biopolímero mais abundante do mundo, com propriedades essenciais como a biocompatibilidade, a bio-renovabilidade e a durabilidade, tem recebido uma atenção considerável. A estrutura hierárquica das fibras de celulose, os principais constituintes da parede celular das plantas, foi objeto de nanoengenharia e fundida em construções biomédicas em blocos, proporcionando infra-estruturas à escala nanométrica no âmbito de subprodutos farmacêuticos ou dispositivos, como implantes e instrumentos cirúrgicos, em nanomedicina. Os microrganismos, como certos tipos de bactérias, são outra fonte de nanocelulose, conhecida como nanocelulose bacteriana (NCB), que beneficia de elevada pureza e cristalinidade. Os tratamentos químicos e mecânicos das fibrilas de celulose constituídas por regiões cristalinas e amorfas alternadas produzem nanocristais de celulose (CNC), nanocristais de celulose pilosa (CNC pilosa) e nanofibrilas de celulose (CNF) com dimensões que variam entre alguns nanómetros e vários micrómetros. Os nanocristais e as nanofibrilas de celulose podem ligar-se facilmente a fármacos, proteínas e nanopartículas através de interacções físicas ou ser quimicamente modificados para acomodar covalentemente a carga. As propriedades de engenharia da superfície, como a funcionalidade química, a carga, a área da superfície, a cristalinidade e a hidrofilicidade, desempenham um papel central no controlo da capacidade e da taxa de carregamento/rejeição da carga, da estabilidade, da toxicidade, da imunogenicidade e da biodegradação das plataformas de distribuição à base de nanocelulose. Esta análise apresenta uma panorâmica dos recentes avanços na nanoengenharia de cristais e fibrilas de celulose para desenvolver veículos, incluindo nanopartículas coloidais, hidrogéis, aerogéis, películas, revestimentos, cápsulas e membranas, para a entrega de uma vasta gama de cargas bioactivas, tais como fármacos de quimioterapia (fármacos anticancerígenos), agentes anti-inflamatórios, compostos antibacterianos e probióticos (antibióticos de origem bacteriana ou de levedura, em suma, feitos a partir de microrganismos naturalmente presentes no corpo humano, úteis como antidiarreicos e para tratar certas infecções) (Sheikhi ; 2018) .

Palavras-chave do manuscrito (Sheikhi; 2018):

Nanocelulose; Nanocristais de celulose; Nanocelulose pilosa; Celulose bacteriana; Nanofibrilas de celulose; Libertação de fármacos; Cicatrização de feridas; Tratamento do cancro.

Referências :

Amir Sheikhi, Joel Hayashi, James Eichenbaum, Mark Gutin, Nicole Kuntjoro, Danial Khorsandi, Ali

Khademhosseini, Avanços recentes na celulose de nanoengenharia para entrega de carga. Corel (2018), https://doi.org/10.1016/j.jconrel.2018.11.024.

A aplicação de produtos de hidrogel de biopolímero na engenharia de tecidos

Passaram décadas desde que o conceito de engenharia de tecidos foi apresentado pela primeira vez e, nos últimos anos, desenvolveu-se rapidamente. Os substitutos de tecidos, para vasos sanguíneos artificiais, para reparação da pele, dos ossos e do coração, têm sido amplamente estudados não só na investigação, mas também em casos clínicos. Para a engenharia de tecidos, os scaffolds, também conhecidos como compósitos estruturais ou compósitos em bloco, são um componente indispensável, que também registaram uma mudança de materiais sintéticos para materiais naturais com boa biocompatibilidade. Por outro lado, os hidrogéis preparados a partir de polímeros naturais têm propriedades semelhantes às do ambiente do ecossistema e têm a vantagem de promover a adesão, a proliferação e o direcionamento das células. Estes bionanocompósitos médicos, nas suas diferentes formas, graças à sua biocompatibilidade, biodegradabilidade e porosidade, são habitualmente aplicados na neurogénese de culturas celulares, na reparação cardíaca (pacemaker ou = pacemaker cardíaco ou = bateria cardíaca) e na reconstrução óssea e cartilagínea (próteses). Embora tenha sido efectuada muita investigação sobre os suportes de engenharia de tecidos, poucos deles foram comercializados, mesmo depois de ultrapassado o inconveniente das propriedades mecânicas insuficientes. Dado que o corpo humano é delicado, o equilíbrio entre a resistência dos suportes e a taxa de formação de tecidos é um dos problemas mais difíceis de resolver, limitando a sua utilização no presente. Além disso, garantir a biocompatibilidade do sangue e dos tecidos para superar a rejeição pelo sistema imunitário também requer um grande número de experiências clínicas. Com o advento da tecnologia de impressão tridimensional e da inteligência artificial, o fabrico de bio-hidrogéis seria mais prático e mais inteligente, podendo ultrapassar os problemas dos dispositivos médicos existentes, como os implantes e as próteses... e isto beneficiaria um maior número de doentes com lesões nos órgãos (Yang; 2020).

Referências :

Yang, J.; Sun, X.; Zhang, Y.; Chen, Y.; (2020). A aplicação de hidrogéis à base de polímeros naturais na engenharia de tecidos. Hidrogéis baseados em polímeros naturais, Capítulo 10 (273-307).

Novos pensos assimétricos de quitosano-polivinilpirrolidona-nanocelulose "Sistemas CS-PVP-NC": Avaliação in vitro e in vivo :

Uma ferida pode ser definida como uma lesão aguda que danifica a derme da pele e perturba a relação anatómica (corporal) normal dos tecidos devido a um acidente ou a uma sutura. A cicatrização de feridas é um processo multifatorial, fisiológico e complicado e geralmente necessita de ser coberto por um penso imediatamente após a lesão, uma vez que as complicações associadas às feridas são a infeção, a deformidade, a proliferação de tecido cicatricial e a hemorragia. Estão disponíveis comercialmente vários produtos de penso sob a forma de: pensos não aderentes, pensos emolientes, pensos em película, hidrocolóides, hidrogéis, hidrofibras, pensos de espuma, pensos antimicrobianos, pensos de carvão e pensos compostos. Nos últimos anos, a cicatrização de feridas com base em pensos de biopolímeros tem sido amplamente utilizada, como o abundante quitosano natural, devido à sua natureza não tóxica e às suas propriedades biocompatíveis, biodegradáveis e hidratantes. Para além disso, está facilmente disponível.

O quitosano tem todas as propriedades ideais para acelerar o processo de cicatrização de feridas. O quitosano é um polímero ligado a β-1,4, de glucosamina (2-amino-2-desoxi-β-D-glucose) e quantidades menores de N-acetil glucosamina. É um derivado da quitina (poli-N-acetilglucosamina), que é o segundo biopolímero mais abundante depois da celulose. O quitosano é um polímero natural único com propriedades como a biocompatibilidade e a biodegradabilidade, todas elas decorrentes da presença do grupo amina primária na espinha dorsal da sua estrutura. Pode ser utilizado no tratamento de feridas e queimaduras devido à sua propriedade antimicrobiana intrínseca e ao seu potencial hemostático. Grande parte da investigação neste domínio conclui que o quitosano continua a ser um tratamento para feridas e queimaduras.

No entanto, a aplicação do quitosano pode ser limitada pelas suas fracas propriedades mecânicas e pela perda da sua integridade estrutural. Numa tentativa de ultrapassar estes inconvenientes, estão a ser utilizadas misturas de quitosano com polímeros sintéticos para alargar a sua gama de aplicações. A mistura de biopolímeros é também um dos métodos mais eficazes para criar novos biomateriais com as propriedades desejadas. As misturas de quitosano/PVP têm sido de interesse na última década porque as suas propriedades podem ser adaptadas às necessidades e aplicações desejadas.

A polivinilpirrolidona (PVP), também conhecida como polividona ou povidona, é um polímero sintético, solúvel em água e biocompatível, utilizado em muitas aplicações biomédicas, incluindo pensos para feridas, e é o principal componente no desenvolvimento de coberturas temporárias da pele, devido à sua transparência. O PVP combina-se com o iodo para formar uma solução anti-séptica de iodo-povidona com excelentes propriedades desinfectantes que são utilizadas para muitos fins médicos. No entanto, a desinfeção da pele com iodopovidona é menos comum do que a desinfeção de instrumentos cirúrgicos, devido aos seus efeitos indesejáveis na pele, como o risco de irritabilidade, queimaduras e reacções alérgicas graves em alguns doentes. Vários estudos relataram a compatibilidade do quitosano e do PVP, uma vez que são facilmente miscíveis entre si.

A introdução da nanotecnologia é um dos avanços recentes mais significativos.

Neste domínio, as misturas são efetivamente modificadas para melhorar as propriedades dos biopolímeros, alargando assim os seus campos de aplicação. A nanocelulose (NC) é um derivado da celulose, composto por uma rede de fibras de dimensão nanométrica, que tem atraído muita atenção e interesse nas últimas décadas, devido às suas aplicações biomédicas de valor acrescentado. Nos últimos anos, tem sido dada uma atenção considerável aos materiais à base de nanocelulose e às suas aplicações em pensos para feridas. A nanocelulose é adequada para pensos para feridas porque tem uma série de características interessantes, incluindo a sua estrutura fina, elevada área de superfície específica, boas propriedades mecânicas e reológicas, propriedades de barreira, ausência de toxicidade e biocompatibilidade. Recentemente, vários estudos investigaram o potencial das misturas de polímeros ternários em aplicações biomédicas.

Atualmente, muitos polímeros, incluindo materiais naturais, materiais sintéticos e combinações de ambos, são combinados com nanopartículas para produzir nanocompósitos para aplicações biomédicas.

Em conclusão, um novo penso composto de quitosana-PVP-Nanocelulose com estruturas simétricas e assimétricas modificadas por um revestimento fino de ácido esteárico foi preparado com sucesso para aplicação na cicatrização de feridas. O revestimento de ácido esteárico produziu superfícies microporosas hidrofóbicas, enquanto o lado não revestido era uma superfície hidrofílica macroporosa. O TEM e o

SEM comprovaram a sua homogeneidade e elevada porosidade.

Os pensos simétricos e assimétricos de bionanocompósitos de quitosano-poli(vinilpirrolidona)-nanocelulose para cicatrização de feridas apresentaram propriedades físico-químicas quase semelhantes, tais como propriedades mecânicas, elevada capacidade de dilatação, propriedades hidratantes e permeabilidade moderada ao oxigénio (o processo de revestimento dos pensos com ácido esteárico parece ser opcional, sem as análises citotóxicas e antibacterianas). As melhores propriedades em termos de biocompatibilidade fisiológica e capacidade antibacteriana são produzidas por pensos assimétricos que não contêm mais de 3% de nanocelulose numa mistura de polímero de quitosano-poli(vinilpirrolidona)-nanocelulose com ácido esteárico. O estudo de cicatrização de feridas in vivo mostrou que os pensos assimétricos (agentes biológicos temporários para a cicatrização de feridas) com precisamente esta concentração de biopolímeros de nanocelulose mostraram que as feridas cicatrizavam mais rapidamente do que as feridas de controlo (sem qualquer tratamento e sem nanocelulose ou com 5% de nanocelulose). èmeNo entanto, esperava-se o fecho completo das feridas até ao 21º dia. Isto pode ser observado através da análise histológica visual (relacionada com a histologia, o estudo da formação de tecido vivo), na excelente reepitelização e na formação de colagénio denso. Este curativo bionanocompósito revestido pelo lado hidrofóbico do ácido esteárico, com 3% de nanocelulose, poderia ser experimentado como material de curativo para feridas, mas testado em animais menores ou maiores que ratos albinos, para aplicação em humanos (Poonguzhali; 2018).

Referências :

Poonguzhali, R.; Khaleel Basha, S.; Sugantha Kumari, V.; (2018). Novo curativo assimétrico de quitosana / PVP / nanocelulose: avaliação in vitro e in vivo. BIOMAC 9127.

New Trends in Conductive Polymer Nanocomposites and Bionanocomposites (Novas Tendências em Nanocompósitos de Polímeros Condutores e Bionanocompósitos):

Os avanços na nanotecnologia permitiram clarificar a evolução dos nanocompósitos à nanoescala. Os polímeros condutores intrínsecos têm sido amplamente investigados devido a tecnologias electrónicas intrinsecamente misteriosas, bem como a atributos de redução-oxidação e a uma variedade de utilizações potenciais em muitos domínios.

Para melhorar o seu comportamento e torná-los mais versáteis, o fabrico de polímeros nanocompósitos condutores multifuncionais (CPNC) tem atraído uma grande atenção devido à emergência da nanotecnologia. Os CPNCs são compostos por um ou mais componentes, tais como grafeno, óxido de grafite, calcogenetos, nanoplaquetas de grafeno (GNPs), metais, óxidos metálicos, polímeros condutores ou isolantes, entidades biológicas, ftalocianinas metálicas, porfirinas e outros nanomateriais...

As aplicações dos CPNC incluem sensores biológicos e químicos, nanodispositivos electrónicos, proteção contra interferências electromagnéticas (EMI), catálise e electrocatálise, energia, absorção de micro-ondas, fluidos electrorreológicos (ER) e biomedicina. As vantagens cumulativas dos CPNCs (nanocompósitos de polímeros condutores) em relação aos CPs (polímeros condutores) originais foram claramente demonstradas.

Têm surgido muitas concepções e fabricações de nanomateriais poliméricos condutores, em particular CPs em conjunto com materiais como metais, óxidos metálicos, calcogenetos, derivados de carbono, com disposição arquitetónica variável e sistemas multicomponentes orientados. Diferentes métodos de síntese resultam em disposições arquitectónicas e dimensões de nanocompósitos variáveis para aplicações versáteis. Graças às suas excelentes qualidades electrónicas, os CPNC podem ser amplamente explorados para utilização em baterias cardíacas, por exemplo. Além disso, são sensores químicos e biológicos de alta precisão. Os nanocompósitos de polímeros condutores protegem contra ondas electromagnéticas e corrosão, e protegem contra ignição por faísca e explosões por descarga. No que diz respeito à conceção e síntese de polímeros condutores virgens (originais), os principais desafios são a manipulação da condutividade eléctrica inerente e a variação das disposições geométricas e morfológicas dos componentes, a fim de melhor funcionalizar estes materiais. Os polímeros condutores puros são, por conseguinte, deficientes em termos de rendimento e de tempo de ciclo dos biossensores (detectores de ADN complementar, de proteínas, de antigénios, de anticorpos ou de doenças, também designados por biossensores ou biochips = dispositivos médicos com apenas alguns centímetros quadrados). É necessário fornecer novas vias de síntese e procedimentos de alinhamento capazes de facilitar o fabrico em grande escala de nanomateriais, baseados em polímeros condutores. Essencialmente, devemos propor métodos para caraterizar e controlar a distribuição arquitetural cristalino-amorfa dos polímeros condutores incorporados em nanocompósitos (Idumah; 2021).

Referências :

Idumah, C.I.; (2021). Revisão: Novas tendências em nanocompósitos poliméricos condutores e bionanocompósitos. Synthetic Metals, 273 (2021) 116674.

Resumo do livro

Este livro pode interessar-vos, caros leitores, se quiserem estar informados sobre as últimas investigações científicas sobre o tema dos bionanocompósitos anti-sépticos. Ele fornecer-vos-á as ideias gerais mais importantes sobre este assunto, que cativa a atenção dos estudantes contemporâneos apaixonados pela área médica.

Palavras-chave do livro :

- Agente antimicrobiano.

- Bionanocompósito.

- Biopolímero.

- Nanopartículas metálicas.

- Têxteis Produtos farmacêuticos.

- Hidrogel.

- Cicatrização de feridas.

- Anti-inflamatório.

Este livro foi aprovado pelos professores:

- Pr. Zitouni BENABDELGHANI (Diretor de tese na Faculdade de Química-USTHB).

- Pr. Mohamed AMARI (Co-Diretor de tese na Faculdade de Química-USTHB).

Estes últimos seguem a direção de uma tese iniciada pelo Prof. Mehdia GANDI em 2017, centrada na investigação de bionanocompósitos com propriedades terapêuticas.

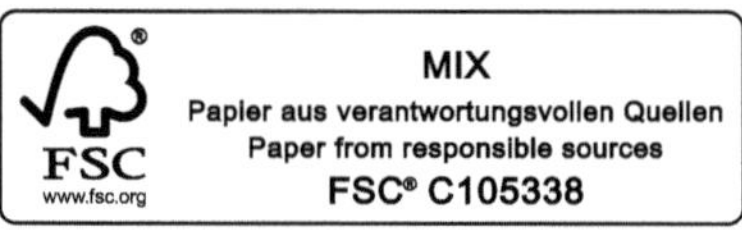

Printed by Books on Demand GmbH, Norderstedt / Germany